Die Kalium- und Phosphat-

Nährwert-Tabelle

für die Ernährung bei chronischer Nierenerkrankung

Huberta Eder

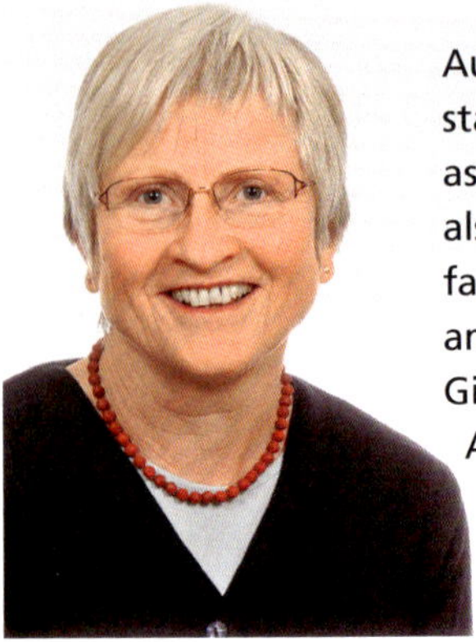

Autorin Huberta Eder ist staatlich geprüfte Diätassistentin. Sie unterrichtete als Lehrkraft an der Berufsfachschule für Diätassistenz am Universitätsklinikum Gießen. Ihre besondere Aufmerksamkeit gilt der Ernährung von chronisch Nierenkranken.

Bibliografische Information der Deutschen Nationalbibliothek

Die Deutsche Bibliothek verzeichnet diese Publikation in der Deutschen Nationalbibliografie; detaillierte bibliografische Daten sind im Internet über <https://portal.dnb.de/> abrufbar.

ISBN 978-3-87409-803-8

Bildnachweis: der-stadtfotograf-giessen.de: S. 4 / Adobe-Stock: Titel, S. 6, S. 32, 34, 36, 37, 39, 42, 45, 46, 49, 51, 53, 54, 57, 60
Druck: Grafisches Centrum Cuno, 39240 Calbe (Saale)

MedTriX Group
we care for media solutions

Unter den Eichen 5, 65195 Wiesbaden
de-shop@medtrix.group
www.mtx-shop.de

VORWORT

In dieser Tabelle bekommen Sie detaillierte Informationen über den Kalium- und Phosphatgehalt vieler verschiedener Lebensmittel. Ausgewählte frische bzw. vorwiegend unverarbeitete Lebensmittel bilden den Schwerpunkt der 15 Tabellen, die nach Lebensmittelgruppen geordnet sind.
Ein rascher Blick in die Tabelle genügt, um die Auswahl zu erleichtern, denn der Kalium- und Phosphatgehalt der Lebensmittel wird mit einem übersichtlichen Punktesystem dargestellt.

Die angegebenen Portionsgrößen helfen zusätzlich, die diätetischen Empfehlungen einzuhalten.
Wenn Sie selbst kochen, haben Sie zusätzlich die besten Chancen, Ihr Ernährungsziel zu erreichen, und wenn Sie dabei frische bzw. unverarbeitete Lebensmittel bevorzugen, reduziert sich gleichzeitig die Aufnahme von Kochsalz. Außerdem können Sie, indem Sie selbst kochen, die Aufnahme phosphathaltiger Zusatzstoffe vermeiden bzw. minimieren.
Ich wünsche Ihnen gutes Gelingen bei der Gestaltung Ihres persönlichen Speiseplans.

Ihre Huberta Eder

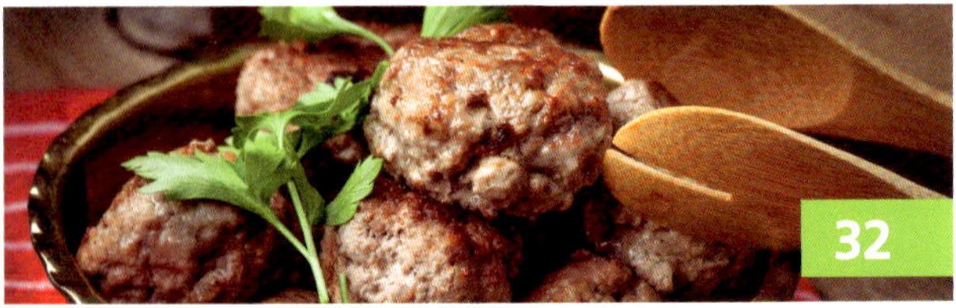
32

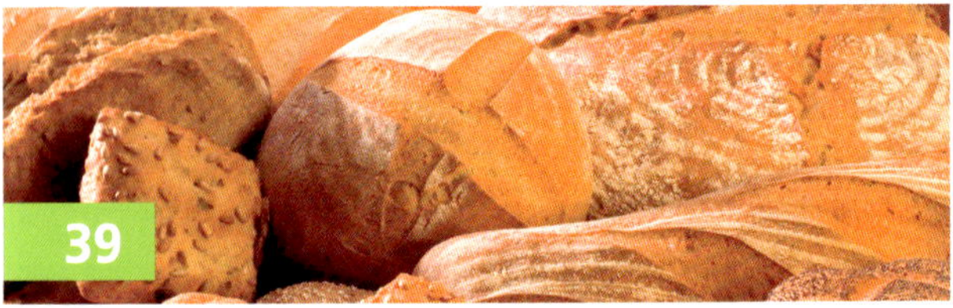
39

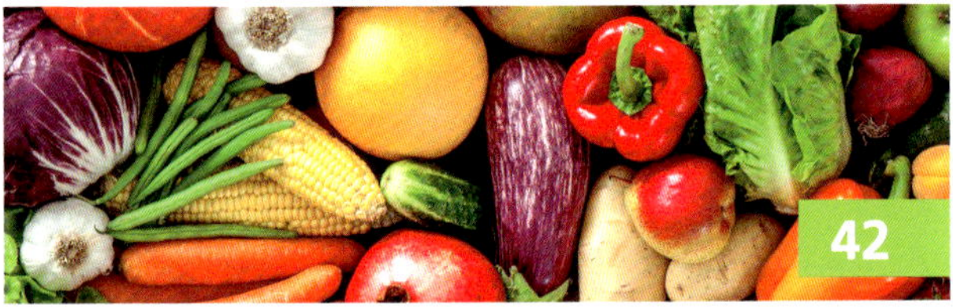
42

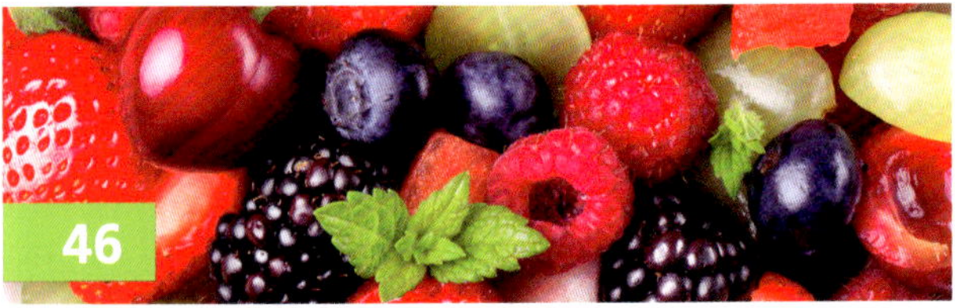
46

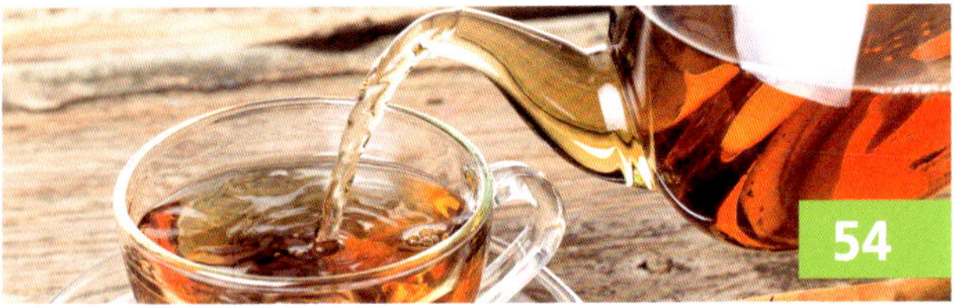
54

INHALT

EINLEITUNG

Die vielfältigen Aufgaben der Nieren

Die Nieren sind für den Wasserhaushalt des Körpers verantwortlich. Dazu zählt u. a. die tägliche Ausscheidung von etwa 1,5–2 l Harn, harnpflichtigen Substanzen aus dem Eiweißstoffwechsel, wasserlöslichen Umweltgiften und Medikamenten.

Außerdem regulieren die Nieren wichtige Salze wie Natrium, Chlorid, Kalium, Phosphat, Kalzium und Magnesium.

Ferner sind die Nieren für den Säure-Basen-Haushalt von Bedeutung. Außerdem sind sie an der Regulation des Blutdrucks, an der Bildung von roten Blutkörperchen sowie am Abbau von Insulin beteiligt. Für den Knochenstoffwechsel ist das in den Nieren gebildete Vitamin-D-Hormon von Bedeutung.

Die chronische Nierenerkrankung

Bei nachlassender Nierenfunktion kommt es zum Ungleichgewicht zuvor genannter Aufgaben und zum Blutdruckanstieg. Das Krankheitsbild ist sehr komplex.

Die chronische Nierenerkrankung umfasst fünf Stadien. Im Stadium 5 wird ein Nieren-Ersatzverfahren notwendig. Chronisch Nierenkranke werden vom Hausarzt und Nephrologen betreut. Ziel ist, besonders im Frühstadium, ein Fortschreiten der chronischen Nierenerkrankung zu vermeiden bzw. ein mögliches Nierenersatzverfahren weit hinauszuschieben. Ein Diabetes soll gut eingestellt werden.

Der Krankheitsverlauf wird durch einen gesunden Lebensstil mit ausreichend körperlicher Bewegung, Nikotinverzicht und Stressbewältigung positiv unterstützt. Das Körpergewicht wird mit dem Arzt abgesprochen.

Ernährungsprinzipien

Bei der chronischen Nierenerkrankung wird die Ernährung individuell an die noch verbleibende Nierenleistung bzw. an die Behandlung bei einem möglichen Nieren-Ersatzverfahren angepasst. Der Nephrologe gibt aufgrund der vorliegenden Laborwerte die entsprechenden Empfehlungen dazu.

TIPP

Zu den sechs wichtigen Schwerpunkten der Ernährung zählen der angepasste tägliche Energie- und Eiweißbedarf, die empfohlene Kaliumzufuhr, die begrenzte Salz- und Phosphatzufuhr sowie die tägliche Trinkmenge im Rahmen der erlaubten Flüssigkeitsaufnahme.

Ein erhöhter Kaliumspiegel muss vermieden werden, da er kurzfristig zu akuten Herz-Kreislauf-Problemen führen kann.

Ein erhöhter Phosphatspiegel führt langfristig zur Verkalkung der Gefäße und Weichteile mit anschließendem Juckreiz. Ein sehr hohes Risiko birgt die Entstehung der Mediasklerose. Außerdem kommt es zur schmerzhaften Entkalkung der Knochen.

Purinarme Ernährung

Harnsäure ist das Abbauprodukt von Purinen, die aus dem Zellkernstoffwechsel stammen. Sie werden im Körper selber gebildet und mit der Nahrung zugeführt.

Bei einem erhöhten Harnsäurespiegel wird auf purinreiche Lebensmittel verzichtet. Purinreich sind vor allem Innereien, Haut von Geflügel und Fisch, Krusten- und Schalentiere, Hülsenfrüchte, grüne Erbsen, Bier, Hefetabletten, Weizenkeime.

Außerdem steigert Alkohol die Harnsäureproduktion in der Leber.

Ernährung bei Diabetes mellitus

Bei Diabetes und fortschreitender chronischer Nierenerkrankung gelten ab dem Stadium 3 oder 4 die in den Kapiteln „Kalium" und „Phosphat" genannten Ernährungsempfehlungen.

Beispiele: bevorzugt helles Brot anstelle von Körner- oder Roggenbrot, maßvoller Verzehr von Gemüse und Obst. Die Lebensmittel-Tabellen sind ebenfalls Grundlage bei diabetischer Stoffwechsellage.

Umgang mit den Lebensmittel-Tabellen

In den 15 Tabellen finden Sie eine Aufstellung alltäglicher, bevorzugt frischer bzw. unverarbeiteter, Lebensmittel in abgestimmten Portionsgrößen.

Grüne, gelbe und rote Punkte

Der Kalium- und Phosphatgehalt wird in einem einfachen Punktesystem mit Hilfe der Ampelfarben in fünf Abstufungen dargestellt.

Bei einer reduzierten Kalium- und Phosphatzufuhr sollten Lebensmittel mit einem grünen oder gelben Punkt bevorzugt ausgewählt werden.

Ausnahme: Einmal am Tag sollte eine Portion Fleisch, Fisch oder alternativ zwei Eier verzehrt werden, um den täglichen Eiweißbedarf zu decken. Somit ist ein roter Phosphatpunkt pro Tag nicht zu umgehen.

Punkte statt Milligramm

Das Punktesystem für den Kalium- und Phosphatgehalt umfasst jeweils fünf verschiedene Wertigkeiten. Sie beziehen sich immer auf eine Portion.

TIPP

Bei den angegeben Portionsgrößen handelt es sich jeweils um den essbaren Anteil aller genannten Lebensmittel.

Punktbewertung pro Portion	mg pro Portion	
	Kalium	Phosphor
0,2	0–30	0–30
1	30–150	30–100
3	150–300	100–200
5	300–450	200–300
X	Über 450 (nicht zu empfehlen)	Über 300 (nicht zu empfehlen)

Kaliumarme Ernährung

Sie entspricht im Allgemeinen 26 Kaliumpunkten, entsprechend 2.000 mg Kalium, pro Tag.
In Einzelfällen kann die tägliche Kaliumzufuhr geringer sein, etwa 20 Kaliumpunkte (1.500 mg).
Es sind auch bis zu 2.500 mg Kalium pro Tag möglich (33 Kaliumpunkte).
1 Kaliumpunkt entspricht 75 mg Kalium.

Phosphatarme Ernährung

Sie enthält max. 24 Phosphatpunkte, entsprechend 1.200 mg Phosphor, pro Tag. Diese Menge sollte nicht überschritten werden.
1 Phosphatpunkt entspricht 50 mg Phosphor.

KALIUM

Der Nephrologe bestimmt anhand der Laborwerte die Höhe der täglich erlaubten Kaliumaufnahme.
Zielwerte für Kalium: 3,5–5,5 mmol/l

Bei weiterem Nachlassen der Nierenfunktion, etwa ab dem Stadium 4 (Prädialyse), ist mit einem Kaliumanstieg im Blut zu rechnen. Entsprechend muss der Kaliumgehalt in der täglichen Ernährung reduziert werden. Das gilt für Essen und Trinken.

Besonderheit: Bei Bauchfelldialyse-Behandlung mit ausreichender Restausscheidung ist in der Regel eine kaliumreiche Ernährung notwendig. In Abhängigkeit der Laborwerte können kaliumreiche Lebensmittel ausgewählt werden und es entfallen die küchentechnischen Maßnahmen, den Kaliumgehalt zu reduzieren.
Wird hierbei der tägliche Kaliumbedarf über die Ernährung alleine nicht gedeckt, verordnet der Arzt zusätzlich Kalium-Brausetabletten.

Zur Orientierung: Für Nierengesunde enthält eine vollwertige Mischkost, einschließlich aller Getränke, ca. 3.000–3.500 mg Kalium.

Besonderheit: Nach einer erfolgreichen Nierentransplantation muss die tägliche Kaliumaufnahme ebenfalls an die Laborwerte angepasst werden. Sie variiert zwischen kaliumreich und kaliumarm.

Ursachen für einen zu hohen Kaliumspiegel (Beispiele)

1. Nachlassende Restausscheidung
2. Kaliumreiche Ernährung – das gilt für feste Speisen und Getränke
3. Bei Hämodialyse-Behandlung das lange dialysefreie Intervall am Wochenende
4. Übersäuerung des Blutes
5. Schlecht eingestellter Diabetes mellitus
6. Kleine Körpergröße
7. Einnahme bestimmter Medikamente

Kaliumgehalt in natürlichen Lebensmitteln

Vor allem pflanzliche Lebensmittel enthalten mehr oder weniger viel Kalium. Dennoch sind innerhalb der einzelnen Lebensmittelgruppen auch kaliumarme Produkte zu finden, z.B. Apfel, Birne, Gurke, Kopfsalat, weißer Reis, helles Mehl, Couscous und schwarzer Tee.
Zu den kaliumreichen tierischen Lebensmitteln zählen Milch und Milchprodukte wie Buttermilch und Joghurt, aber auch Fleisch und Fisch.

Tipps zur Durchführung einer kaliumarmen Ernährung

Trotz einiger notwendiger Maßnahmen lässt sich die Ernährung individuell, abwechslungsreich und schmackhaft zubereiten.

1. Wählen Sie bevorzugt Lebensmittel mit niedrigem Kaliumgehalt aus. Nehmen Sie dabei die Lebensmittel-Tabellen zur Hilfe.

2. Beachten Sie die richtige Portionsgröße. In den Lebensmittel-Tabellen finden Sie empfehlenswerte Mengen.
3. Kombinieren Sie noch am selben Tag evtl. kaliumreiche mit kaliumarmen Lebensmitteln. Dazu drei *Beispiele:* Weißbrot mit Quark oder Frischkäse und Tomate, Weizen-Mischbrot mit Rührei, Hähnchen-Schnitzel mit Reis und Kopfsalat
4. Wenden Sie geeignete küchentechnische Maßnahmen an, um den Kaliumgehalt in kaliumreichen Lebensmitteln zu reduzieren.
5. Verdünnen Sie Soßen mit Wasser und Sahne.
6. Begrenzen Sie die Verzehrsmenge für Obst und Gemüse bzw. Salat auf jeweils 150–250 g täglich. Beachten Sie, dass Obst und Gemüse von Natur aus viel Wasser enthalten.
7. Trinken Sie Fruchtsäfte nur als stark verdünnte Schorlen.

Küchentechnische Maßnahmen mit Kaliumverlust

Garverfahren in Verbindung mit Wasser – Blanchieren, Kochen und Garziehen

Kalium kommt vorwiegend in den Zellen der Lebensmittel vor und ist gut wasserlöslich. Daher kann Kalium in Verbindung mit Wasser durch bestimmte küchentechnische Maßnahmen in Lebensmitteln reduziert werden. Beim Kochen platzen die Zellen auf und Kalium geht zum Teil in das Kochwasser über. Die Kochflüssigkeit muss am Ende des Kochvorganges verworfen werden.

Dazu geeignete Lebensmittel sind Obst, Gemüse, Pilze, Kartoffeln, Knödel, Fleisch und Fisch.

Hinweis: Obst, Gemüse und Kartoffeln vor dem eigentlichen Kochprozess über Stunden in kaltem Wasser zu wässern, ist wenig effektiv.

Praktische Durchführung

Nehmen Sie etwa die drei- bis fünffache Wassermenge, z. B. 100 g Möhren plus 300–500 ml Wasser. Schälen Sie, wenn möglich, Ihr Obst oder Gemüse. Setzen Sie das bei Bedarf zuvor geschälte und klein geschnittene Obst oder Gemüse, aber auch Pilze oder Kartoffeln, jeweils in kaltem Wasser auf und beginnen Sie mit dem Kochvorgang. Verwerfen Sie das Kochwasser nach dem Kochvorgang.

Mögliche Kochverluste

1. Blanchieren, minus 30 % Kalium vom Rohwert
   Durchführung: das vorbereitete Obst oder Gemüse ca. 3–4 Minuten in siedend heißem Wasser „vorgaren".
2. Kochen und Garziehen, minus 50 % Kalium vom Rohwert.
   Obst, Gemüse oder Pilze werden bis zu Ende gegart.
3. Kartoffeln und Kohlrabi (siehe auch Seiten 43 und 45) sind besonders kaliumreich. Daher sollte das Kochwasser nach acht Minuten gewechselt werden.

„Rohwert" bedeutet der Wert, der in Lebensmittel-Tabellen angegeben ist. Zum Beispiel enthalten 100 g Möhren 320 mg Kalium. Werden Möhren wie zuvor beschrieben zubereitet, verringert sich der Kaliumgehalt.

Obst- und Gemüsekonserven

In der Lebensmittelindustrie sowie beim Einkochen im Privathaushalt werden Obst, Gemüse und Pilze normalerweise zusammen mit Wasser in Dosen oder Gläser gefüllt. Kalium tritt zum Teil aus den Lebensmitteln aus und geht in das Wasser über. Nunmehr ist in beiden Teilen etwa gleich viel Kalium enthalten.
Um in den Fruchtgenuss zu kommen, sollte die Konservenflüssigkeit weggeschüttet und nur das Obstkompott verzehrt werden. Das gilt auch für Gemüse- und Pilzkonserven.

Besonderheit: Es gibt Obstkonserven, bei denen das Obst bereits in Fruchtsaft eingelegt ist. Hierbei kommt es zu keinem Kaliumverlust. Der gesamte Konserveninhalt ist wie Frischobst zu bewerten. Beachten Sie die Zutatenliste.
Beispiele: Ananas, Birne, Mandarine, gilt auch für Tomate in Tomatensaft

Tiefkühl-Gemüse

In der Tiefkühl-Industrie wird vorwiegend dampfblanchiert, das bedeutet, dass Obst, Gemüse und Pilze nicht unmittelbar mit Wasser in Berührung kommen. Es entsteht kein Kaliumverlust.
Beim Tiefgefrieren platzen Zellen auf. Beim Auftauen tritt, zusammen mit dem Saft, ein Teil des Kaliums aus. Die Auftauflüssigkeit daher wegschütten.
Tiefkühlerzeugnisse sollten wie Frischware entsprechend zubereitet werden.

Trockene Garverfahren

Beim Braten, Grillen, Dünsten, Dämpfen, u. a. in der Heißluftfritteuse, und Backen entsteht kein Kaliumverlust, da die Lebensmittel nicht oder kaum mit Wasser in Berührung kommen. *Beispiele:* Grillfleisch, Kurzgebratenes, gedämpftes oder gedünstetes Gemüse.
Auch bei der Zubereitung von Rohkosten, Eintöpfen, Pilzpfannen und evtl. Aufläufen oder Gratins kommt es zu keinem Kaliumverlust.

Stärkebeilagen

Besonders kaliumreich sind Stärkebeilagen aus der Fritteuse und Pfanne wie Pommes frites, Chips, Reibekuchen oder frische Bratkartoffeln. Das gilt auch für Pellkartoffeln und Kartoffeln, die im Eintopf verarbeitet sind.
Insbesondere bei von Natur aus kaliumreichen Kartoffeln ist auf eine kaliumarme Zubereitung zu achten, siehe „Kochen minus 50 % vom Rohwert".
Empfehlenswerte kaliumarme Stärkebeilagen sind Reis, Nudeln, Couscous, Polenta, Semmelknödel, Blätterteig-Pastetchen und Weißbrot.
Vitaminreichen parboiled Reis sollten Sie bevorzugen und nur als Quellreis zubereiten (1 Teil Reis + 2 Teile Wasser).
Reis, Nudeln, Couscous und Weißbrot können auch zu herzhaften Salaten zubereitet werden.

Getränke

Kaliumreich sind alle Kaffees, Brennnesseltee, Obst- und Gemüsesäfte, Wein und Bier.

Kaliumarm sind übliche Tees und Mineralwasser (max. 20 mg Natrium/l). Leitungswasser ist in der Regel kaliumarm. Nachzufragen beim örtlichen Wasserversorger.

TIPP

Saftschorlen sollten mit Wasser stark verdünnt werden, wahlweise Zitrone zugeben.
Beim Einsatz von Wasserfiltern mit Aktivkohle kann es zu einem höheren Kaliumgehalt kommen.

Milch, Käse

Milch und Milchprodukte wie Joghurt, Buttermilch, Dickmilch und Kefir sind kaliumreich. Der Verzehr von etwa 100 g pro Tag ist auch bei einer ausgewogenen Kaliumaufnahme möglich, z. B. in Form eines Fruchtjoghurts oder einer kleinen Portion Speiseeis.
Milch kann durch ein Sahne-Wasser-Gemisch (1 : 3 oder 1 : 4) ersetzt werden. Alternativen sind Bio-Soja-Drink oder Bio-Soja-Reis-Drink, möglichst ohne zugesetztes Kalzium. Bio-Drinks sind frei von zugesetztem Phosphat.
Käse ist grundsätzlich kaliumarm.

Trockenobst, Nüsse und Mandeln

sind kaliumreich.
Bei Weihnachtsgebäck den im Rezept vorgeschlagenen Anteil stark reduzieren oder darauf verzichten.

Schokolade, Kakao

sind kaliumreich.

Backtriebmittel

Geeignete Backtriebmittel sind Natron, Backpulver mit Glucono-deltalacton als Säureträger (siehe Seite 60) und Hefe.
Weinstein-Backpulver ist kaliumreich.

Koch- und Streichfette, Sauerrahmprodukte

Sie sind grundsätzlich kaliumarm.
Sauerrahmprodukte gibt es auch als geeignete pflanzliche Alternativen zu kaufen.

TIPP

Selber kochen

Kochen Sie selber. Verwenden Sie Salz nur äußerst sparsam bzw. verzichten Sie gänzlich auf das Zusalzen. Das gilt vor allem dann, wenn Brotmahlzeiten, Fertiggerichte und das Essen außer Haus oder ein Imbiss eingeplant sind. Fluoriertes Jodsalz gilt grundsätzlich als empfehlenswert.

Kräuter

Streuen Sie frische Kräuter zur geschmacklichen Optimierung über das Essen. Kräuter sind zwar kaliumreich, werden aber nur in geringen Mengen verzehrt. Sie helfen, Salz einzusparen.

Diät-Salz

Kochsalz-Ersatz besteht aus Kaliumchlorid und ist für chronisch Nierenkranke verboten. *Beispiele: Sina-Salz, Brecht Diätsalz, DiSal LeichtSalz* (kombiniert mit Kochsalz und Magnesiumsulfat) und *Pan-Salz* (kombiniert mit Kochsalz und Magnesiumsulfat).
Achten Sie auf den Hinweis „Bei Störungen des Kaliumhaushaltes, insbesondere bei Niereninsuffizienz, nur nach ärztlicher Beratung verwenden."
Tütensuppen können z.B. zugesetztes „Diät-Salz" (Kaliumchlorid) enthalten. Beachten Sie die Zutatenliste.

Langes dialysefreies Intervall am Wochenende

Wenn in diesem Zeitraum die Gefahr für einen erhöhten Kaliumspiegel besteht, könnten Sie z.B. auf Kaffee und Kartoffelgerichte verzichten.

Zu Beginn der Hämodialyse-Behandlung kann kaliumreiches Obst oder Gemüse verzehrt werden. Dabei muss die Verzehrsmenge bzw. der Wassergehalt, aber auch der Sättigungsgrad aller verzehrten Speisen beachtet werden.

PHOSPHAT

Bereits im Frühstadium der chronischen Nierenerkrankung wird Phosphat erschwert über die Nieren ausgeschieden, auch wenn die Laborwerte noch im Normalbereich liegen.
Zielwerte für Phosphat: 0,8–1,5 (max. 1,8) mmol/l

Die richtige Ernährung und eine ausreichend lange Dialyse bzw. die Steigerung der Dialysebehandlungen pro Woche nehmen einen positiven Einfluss auf den Phosphatspiegel.
Bei einem erhöhten Phosphatspiegel verordnet der Nephrologe Phosphatbinder. Es ist wichtig, Phosphatbinder zu den Mahlzeiten in entsprechender Menge einzunehmen und nicht zu vergessen. Das gilt auch für Zwischenmahlzeiten, z.B. Käsebrötchen. Die Einnahme von Phosphatbindern entfällt bei dem Verzehr einer reinen Obstmahlzeit bzw. eines Fruchteises.

Besonderheit: Es ist möglich, dass nach einer erfolgreichen Nierentransplantation eine phosphatreiche Ernährung notwendig wird.

Phosphatgehalt in Lebensmitteln

Lebensmittel haben von Natur aus einen unterschiedlich hohen Phosphatgehalt. Etwa 60–70 % werden davon vom Darm aufgenommen.
Phosphat als Zusatzstoff wird nahezu zu 100 % vom Darm aufgenommen.

Tipps für die phosphatarme Ernährung

Wählen Sie die richtigen Lebensmittel aus. Nehmen Sie dabei die Lebensmittel-Tabellen zur Hilfe.
Phosphat lässt sich durch Kochen, Braten und Backen nicht zerstören.

1. Eiweißreiche Lebensmittel

Eiweißreiche Lebensmittel sind gleichzeitig reich an Phosphat. Jedoch muss auf eine täglich ausreichende Eiweißzufuhr geachtet werden, um den notwendigen Bedarf zu decken.

- Achten Sie auf die empfohlenen Portionsgrößen bei Fleisch, Fisch, Wurst, Käse und Ei.
- Eine Fleisch- bzw. Fischportion sollte etwa handtellergroß sein.
- Zwei Eigelbe entsprechen dem Phosphatgehalt einer Fleisch- bzw. Fischportion von ca. 120 g Rohgewicht.
- Sparen Sie zusätzlich verarbeitetes Eigelb ein, z. B. beim Backen und Legieren von Soßen.
- Backen Sie Pfannkuchenteig mit weniger Eigelb. Geben Sie stattdessen etwas saure Sahne und Eischnee zum Lockern dazu.
- Lockern Sie Hackfleischteige mit Quark oder in Wasser eingeweichten Brötchen.
- Verzichten Sie weitgehend auf Milch und -produkte wie Joghurt. Jedoch sind bis 100 g pro Tag im Rahmen einer phosphatarmen Ernährung möglich.

Beispiele: im Kaffee, eine kleine Kugel Eis, wenig Vanillesoße oder ein kleiner Becher Fruchtjoghurt.

- Milch kann durch ein Sahne-Wasser-Gemisch (1 : 3 oder 1 : 4) oder Bio-Soja-Drink oder Bio-Soja-Reis-Drink ersetzt werden.
- Nicht immer sind mit Kalzium angereicherte Produkte empfehlenswert.
- Tofu Natur ist empfehlenswert.
- Ein sehr geringer Phosphatgehalt ist in Obst, Gemüse (*Ausnahme:* Erbsen), Salaten, Kartoffeln, Koch- und Streichfetten zu finden.

2. Besonders phosphatreiche natürliche Lebensmittel

Es gibt Lebensmittel, die von Natur aus besonders viel Phosphat enthalten.

- Verzichten Sie auf den Verzehr von Hartkäse wie Emmentaler oder Bergkäse. Bevorzugen Sie Frischkäse, auch Speisequark, Weich- und Schnittkäse wie Butterkäse oder Gouda.
- Verzichten Sie auf den Verzehr von Leber, Sprotten und Sardinen.
- Vermeiden Sie den Verzehr größerer Mengen Hülsenfrüchte.
- Verzichten Sie auf Schokolade, Nüsse, Mandeln, Kakaogetränke und Bier.
- Reduzieren Sie, z. B. bei Weihnachtsgebäck, den im Rezept vorgeschlagenen Anteil für Schokolade, Nüsse oder Mandeln oder wählen Sie andere Rezepte aus.

- Der Phosphatgehalt von vegetarischen Brotaufstrichen auf Hefebasis ist mit dem von Brühwurst vergleichbar.
- Würzpasten auf Hefebasis, Hefeflocken bzw. Hefetabletten sind nicht zu empfehlen.
- *Natriumarme Klare Gemüsebrühe*, Hersteller: Heirler Cenovis GmbH (Reformhaus), kann zum Abschmecken genommen werden.

3. Vollgetreide, Müsliflocken, Vollkorn- und Roggenbrot

Vermeiden Sie den Verzehr größerer Mengen Vollgetreide bzw. daraus hergestellte Produkte, z.B. Grünkern, Vollkornnudeln und Naturreis.

- Verzehren Sie nur kleine Mengen Vollkorn- oder Roggenbrot (40–50 g) bzw. Müsliflocken (ca. 30 g) pro Tag.
- Alle Getreideflocken, auch sofort lösliche, bestehen aus vollem Korn.
- Empfehlenswert sind Erzeugnisse aus hellem Weizenmehl: Brötchen, Weißbrot, Weizen-Mischbrot, Semmelknödel, Blätterteigpastetchen, Nudeln, aber auch weißer Reis, Couscous und damit hergestellte Speisen.
- Matzenbrot wird aus hellem Weizenmehl gebacken und ist ungesalzen.

4. Lebensmittel mit phosphathaltigen Zusatzstoffen

Verzehren Sie keine Lebensmittel, die mit phosphathaltigen Zusatzstoffen hergestellt sind. Zusatzstoffe müssen gekennzeichnet sein. Greifen Sie auf geeignete Alternativen, evtl. auch auf Bio-Produkte, zurück.

Lesen Sie die Zutatenliste sorgfältig durch.

- Von besonderer Bedeutung sind:
  Phosphorsäure (E 338)
  Natriumphosphate (E 339)
  Kaliumphosphate (E 340)
  Kalziumphosphate (E 341)
  Diphosphate (E 450)
  Triphosphate (E 451)
  Polyphosphate (E 452)
- Verzichten Sie auf Schmelzkäse mit phosphathaltigem Schmelzsalz. Es gibt ein vielfältiges Angebot. Ersetzen Sie Schmelzkäse z. B. durch Speisequark, Frischkäse, Weichkäse, Butterkäse oder Gouda. Im Handel wird Kochkäse auch ohne Phosphatzusatz, mit Natron oder als Bio-Produkt, angeboten.
- Brühwurst (z. B. Mortadella) und gekochter Schinken werden auch ohne Phosphatzusatz angeboten. Fragen Sie an der Verkaufstheke danach.
- Geeignet sind mitunter Leber- und Blutwurst.
- Zu beachten sind phosphathaltige Zusätze in Kaffeeweißer und Milchpulver. Sie sind u. a. bei Kaffee-Instantgetränken (Kaffeeautomaten und Tassenportionen) zu finden. Ersetzen Sie die genannten Produkte durch Kaffeesahne, Sahne mit 30 % Fett oder geringe Mengen Milch. Es gibt auch pflanzliche Crème fraîche zu kaufen.

- Filtern Sie Ihren Kaffee selber.
- Fertiggerichten kann Phosphat zugesetzt sein. Nährwerte erfahren Sie beim Hersteller.
- Normales Backpulver enthält Phosphat als Säureträger. Backen Sie mit Natron oder Hefe. Backpulver mit Glucono-deltalacton als Säureträger kann im Internet bestellt werden. Weinstein-Backpulver enthält kein Phosphat, ist jedoch kaliumreich.
- Strudel- und Blätterteig sind geeignete Teigarten.
- Wählen Sie im Restaurant Speisen ohne phosphathaltige Zusatzstoffe aus.
- Ersetzen Sie Cola-Getränke durch (zuckerfreie) koffeinhaltige Orangen-Limonaden.

Bio-Produkte sind empfehlenswert

Phosphat darf nur begrenzt zugesetzt werden.

- Pflanzliche Lebensmittel: Monokalziumphosphate (E 341) und Lezithin (E 322)
  Milcherzeugnisse: Lezithin (E 332).
- Bio-Produkte sind in verschiedenen Lebensmittelmärkten zu finden.

5. Eiweiß-Power-Produkte und lezithinhaltige Stärkungsmittel

Von Sportler-Nahrung und lezithinhaltigen Stärkungsmitteln ist abzuraten.

TIPP Beachten Sie, bei Bedarf stehen spezielle phosphatarme Diätprodukte zur Verfügung.

TAGESKOSTPLAN (BEISPIEL)

Der vorliegende Tageskostplan dient als allgemeine Vorlage.

Sie können ihn nach Ihren persönlichen Wünschen variieren.

Lebensmittel Essbarer Anteil	**Portionsgröße** in g	**Kalium** in Punkten	**Phosphat** in Punkten
Frühstück			
Bohnenkaffee	150	1	0,2
Kaffeesahne	15	0,2	0,2
Wasserbrötchen (Semmel) (1 Stück)	50	1	1
Weizen-Toastbrot (2 Scheiben)	50	1	1
Butter oder Margarine (1 EL)	20	0,2	0,2
Erdbeerkonfitüre (2 EL)	50	1	0,2
Speisequark	40	1	1
Birne, frisch	100	1	0,2
Gesamt		**6,4**	**4**

Lebensmittel Essbarer Anteil	**Portionsgröße** in g	**Kalium** in Punkten	**Phosphat** in Punkten
Mittagessen			
Mineralwasser, natriumarm	150	0,2	0,2
Fleisch oder Fisch oder 2 Stück Eier (Gewichtsklasse M)	100 g	1	5
Öl zum Braten (1 EL)	8	0,2	0,2
Gemüse: Möhren, Chinakohl, Weißkraut, Frühlingszwiebeln (roh bzw. gekocht)	100–150	3	1
Langkornreis, parboiled, roh	70	1	1
Kopfsalat	50	1	1
Sahne (für die Soße)	20	0,2	0,2
Frische Kräuter	5	0,2	0,2
Essig oder Zitronensaft, Pfeffer			
Dessert: Pfirsichkompott	100	1	0,2
Gesamt		**11,8**	**9**

Lebensmittel Essbarer Anteil	**Portionsgröße** in g	**Kalium** in Punkten	**Phosphat** in Punkten
Kaffeezeit			
Schwarzer oder Kräutertee	150	0,2	0,2
Hefe-Apfel-Kuchen	1 Stück	3	1
Geschlagene Sahne	20	0,2	0,2
Gesamt		3,4	1,4

Abendessen			
Kräutertee	150	0,2	0,2
Weizenmischbrot	50	1	1
Vollkornbrot (1 kl. Scheibe)	30	1	1
Margarine	20	0,2	0,2
Butterkäse	40	1	3
Gekochter Schinken, ohne Phosphatzusatz	40	1	1
Frische Gurke	100	1	1
Salatöl (20 g Sahne)	3	0,2	0,2
Dill (Kräuter, siehe Mittagessen)			
Essig oder Zitronensaft, Pfeffer			
Gesamt		**5,6**	**7,6**

Lebensmittel Essbarer Anteil	**Portionsgröße** in g	**Kalium** in Punkten	**Phosphat** in Punkten
Zusätzlich			
Mineralwasser, natriumarm	150	0,2	0,2

Energie- und Nährwertgehalt

Kalorien:	2.170
Eiweiß:	80 g
Fett:	90 g
Kohlenhydrate:	250 g
Kaliumpunkte:	27,4 (ca. 2.050 mg Kalium)
Phosphatpunkte	22,2 (ca. 1.100 mg Phosphor)
Kalzium:	650 mg
Ballaststoffe:	23 g

Reine Trinkflüssigkeit bei fehlender
Restausscheidung: 750 ml
In den festen Speisen ist ca. 1 Liter Wasser enthalten

DIE KALIUM- UND PHOSPHAT-NÄHRWERT-TABELLE

		Portion	Kalium	Phosphat
Fleisch, Fleischwaren, Geflügel, Wild, Wurst, Wurstwaren, Schinken	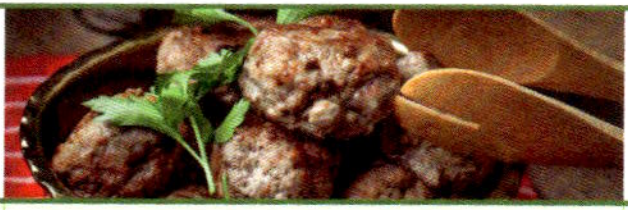			
Klopse, Frikassee, Kochfleisch, Rippchen, Rouladen, Schmor-, Sauerbraten, Innereien (außer Leber)	ohne eigenen Saft, gekocht oder geschmort	120 g Rohgewicht	3	5
Schnitzel, Kotelett, auch vom Lamm, Steak, Medaillons Frikadelle, Hackfleisch, Mett, Tartar Gulasch, Geschnetzeltes gekochter Schinken, Fleischkäse (Leberkäse) (jeweils ohne Phosphatzusatz)	mit eigenem Saft, gebraten, gegrillt, frittiert, in Bratfolie, Römertopf	120 g Rohgewicht	5	5

	Portion	Kalium	Phosphat
Leber	120 g	5	X
Blut-, Zungenwurst, Leberpastete, Leberwurst, Pfälzer Saumagen, Schwartenmagen	40 g	1	1
Cervelatwurst, Mettwurst, Salami, Teewurst			
Bratenaufschnitt (30 g), Hackfleisch			
gekochter Schinken (ohne Phosphatzusatz)			
Corned Beef, Sülzwurstaufschnitt			
Gemüsesülze, pflanzlicher Brotaufstrich			
Dörrfleisch (durchwachsener Speck)			
Brühwürste (ohne Phosphatzusatz): Bierschinken, Fleischkäse, Fleischwurst, Geflügelwurst, Gelbwurst, Jagdwurst, Leberkäse, Mortadella			
Brat- und Siedewürstchen (ohne Phosphatzusatz): Brat-, Grill-, Rindswürstchen, Nürnberger und Thüringer Würstchen	100 g	3	3
Bockwurst, Fleischwurst, Weißwurst, Frankfurter und Wiener Würstchen			

Fisch, Fischzubereitungen, Meeresfrüchte

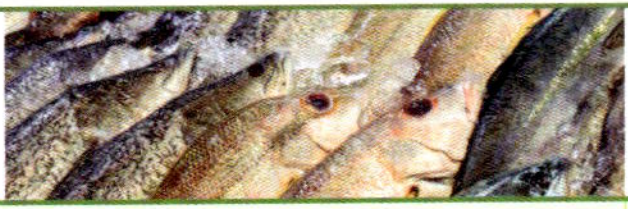

Lebensmittel	Zubereitung	Portion	Kalium	Phosphat
Hering in Gelee, Heringsfilet in saurer Sahne, Heringssalat, Matjes, Rollmops		100 g	3	3
Fischkonserven (in Champignon-, Dill- oder Senfsoße statt Meerrettich- oder Tomatensoße)		100 g	3	3
Pangasius, Tintenfisch		100 g	3	3
Aal (100 g) Hecht, Karpfen, Rotbarsch, Schellfisch, Schleie, Scholle, Seehecht, Seezunge, Steinbutt, Wels, Zander	gebraten, gegrillt, gedünstet, frittiert, gekocht	100 g Rohgewicht	3	5
	ohne Sud	150 g Rohgewicht	3	5
Brathering (100 g), Fischstäbchen (100 g)			3	5

		Portion	Kalium	Phosphat
Barsch, Flunder, Heilbutt, Kabeljau, Seelachs, Thunfisch	gebraten, gegrillt, gedünstet, frittiert	100 g Rohgewicht	5	5
	gekocht, ohne Sud	150 g Rohgewicht		
Forelle, grüner Hering, Lachs, Makrele, Sardelle		100 g	5	5
		150 g	5	X
Krabben, Garnelen	in Konserven, ohne Flüssigkeit	100 g	1	3
Garnelen, Hummer, Krabben Krebse, Miesmuscheln		100 g Rohgewicht	3	5

Eier, Eierspeisen

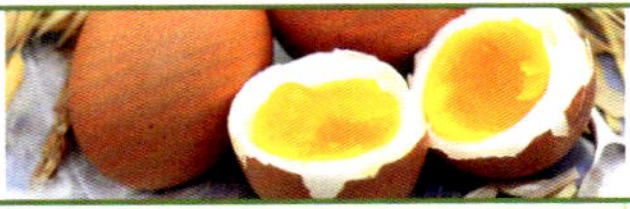

	Portion	Kalium	Phosphat
Ei, gekocht (Gewichtsklasse M), Rührei, Spiegelei Alternativ: 5 Stück Wachteleier	50 g (1 Stück)	1	3
Ei (Gesamtinhalt) (Gewichtsklasse M), Rührei, Spiegelei	100 g (2 Stück)	1	5
Eiklar von 1 Ei (Gewichtsklasse M)	30 g	1	0,2
Eigelb von 1 Ei (Gewichtsklasse M)	20 g	0,2	3

	Portion	Kalium	Phosphat
Käse, Käsezubereitungen, Frischkäse, Speisequark, Tofu 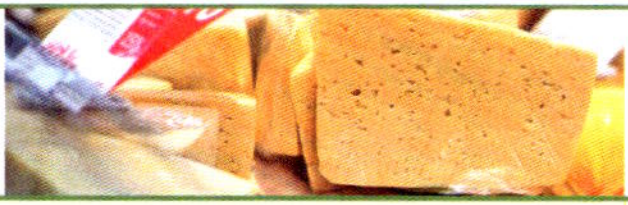			
Doppelrahmfrischkäse, auch niedrigere Fettgehaltsstufen, körniger Frischkäse, Mascarpone Speisequark (alle Zusätze, alle Fettstufen), Ricotta streichfähige Saure-Sahne-Produkte: Crème fraîche und Schmand	40 g	1	1
Tofu (Sojaquark)	100 g	1	1
Butterkäse, Gouda Brie, Camembert, Limburger, Mozzarella, Romadur den hohen Salzgehalt beachten bei: Blauschimmelkäse, Harzer, Schafskäse (Feta)	40 g	1	3
Parmesan	20 g	1	3

	Portion	Kalium	Phosphat
Appenzeller, Bergkäse, Chester, Emmentaler, Gruyère Hobelkäse, Trappistenkäse Edamer, Tilsiter	40 g	1	5
Schmelzkäse (enthält phosphathaltiges Schmelzsalz). Angebotsformen: Streichkäse, Scheiben, Blöcke, Pasteten, Kochkäse. Zu empfehlen ist Käse oder Bio-Käse mit der Zugabe von Natron (E 500) oder Trinatriumcitrate (E 331).	40 g	1	X

	Portion	Kalium	Phosphat
Brot, Kuchen, Stärkebeilagen, Nährmittel 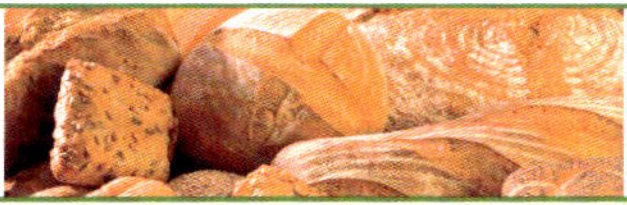			
Weißbrot, Weizen-Toastbrot (2 Scheiben), Weizen-, Roggenmischbrot, Pumpernickel (1 Scheibe) Brötchen (Semmeln), alle Sorten, Croissant (1 Stück) Matzen, Zwieback (5 Scheiben) Cornflakes	50 g	1	1
Weizen-, Roggenvollkornbrot, Knäckebrot (3–4 Scheiben) Haferflocken, Honigpops, Müsliflocken Müsliriegel (aber nicht mit vielen Trockenfrüchten oder Schokolade)	30 g	1	1
Kekse, Kleingebäck, Honigkuchen	50 g	1	1
Kuchen, Torten ohne Belag oder mit Heidelbeeren, Preiselbeeren, Sauerkirschen, Pudding, Quark oder Streusel Waffeln	1 Stück	1	1

	Portion	Kalium	Phosphat
Kuchen, Torten mit größerem Anteil anderer nicht zuvor genannter Obstarten, auch Rosinen	1 Stück	3	1
Kuchen, Torten mit viel Kakao bzw. Schokolade oder sehr vielen Nüssen, Mandeln bzw. Marzipan Bulgur, Wildreismischung	1 Stück 50g	3	3
Weizenmehl, Type 405 und 550 helle Nudeln, mit und ohne Ei, auch Kritharaki weißer Reis, parboiled Reis, Milchreis Reisflocken, Buchweizengrütze, Couscous, Polenta Blätterteigpastetchen (2 Stück)	50 g (Rohgewicht)	1	1
Semmelknödel (1 bis 2 Stück)	100 g	1	1
Grieß (Weizen), Paniermehl	10 g	0,2	0,2

	Portion	Kalium	Phosphat
Stärkemehl, helles Puddingpulver Gelatine, Tortengusspulver	Jede Portions-größe	0,2	0,2
Schokoladenpuddingpulver	Jede Portions-größe	1	0,2
Backkakao	3 g	1	0,2
Vollkornnudeln, Naturreis, Wildreis Hirse, Graupen, Grünkern	50 g	1	3

		Portion	Kalium	Phosphat
Gemüse, Salate, Hülsenfrüchte, Sprossen	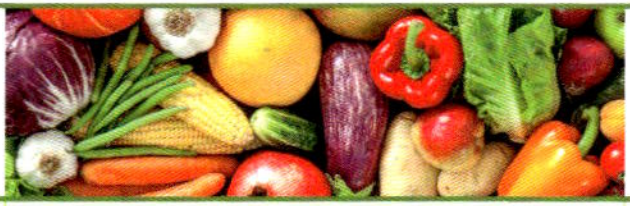			
Artischockenboden (50 g), Gurke (auch roh), Lauch, Spargel	gekocht, ohne Flüssigkeit	100 g	1	1
Chinakohl, Eisbergsalat, Okra, Zwiebel		70 g	1	1
Kopfsalat, Frühlingzwiebel Radieschen, Römersalat, Tomate, roh		50 g	1	1

		Portion	Kalium	Phosphat
Aubergine, grüne Bohnen, auch Wachsbohnen, Chicorée, Chinakohl, Karotte, Paprika, Romanesco, Zucchini	roh	100 g	3	1
Rhabarber, Rotkraut, Weißkraut, Wirsing, Sauerkraut, Steckrübe, Tomate	gekocht, ohne Flüssigkeit	150 g		
Endivien, Feldsalat, Rucola	roh	50 g	3	1
Blumenkohl, grüne Erbsen, Kürbis, Mais, Pastinake, Rote Bete, Sellerie	gekocht, ohne Flüssigkeit	100 g		
Tomate, roh oder Konserve				
Kohlrabi, Mangold	gekocht, ohne Flüssigkeit	150 g	5	1
Bleichsellerie, Rettich	roh	100 g	5	1

		Portion	Kalium	Phosphat
Fenchel, Grünkohl, Spinat	gekocht, ohne Flüssigkeit, nicht roh verzehren	100 g	5	1
Brokkoli, Dicke Bohnen, Rosenkohl, Schwarzwurzeln	gekocht, ohne Flüssigkeit	150 g	5	3
Hülsenfrüchte getrocknete Linsen, getrocknete Erbsen, Kichererbsen	für Suppe oder Salat	40 g	5	3
getrocknete weiße Bohnen		40 g	X	3
Sprossen Alfalfasprossen, Bohnensprossen, Linsensprossen, Sojasprossen		10 g	0,2	0,2

Kartoffeln, Kartoffelgerichte	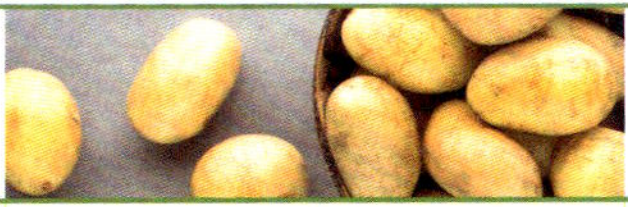	Portion	Kalium	Phosphat
Kartoffeln, nach optimaler Vorschrift gewässert und gekocht (Björn-Schott-Methode)	80-prozentiger Kaliumverlust	140 g	1	1
Kartoffeln, geviertelt	50-prozentiger Kaliumverlust	140 g	3	1
Kartoffelsalat, Kartoffelknödel, Kartoffelpüree aus Fertigpulver			3	1
Gnocchi, Schupfnudeln (100 g)		125 g	3	1
rohe Kartoffeln, Bratkartoffeln aus rohen Kartoffeln, Kartoffelgratins, Kartoffelwedges, Folienkartoffeln, Kartoffeln im Eintopf, Pellkartoffeln	extrem kaliumreich, da bei der Zubereitung kein Kaliumverlust entsteht	140 g	X	1
Kroketten, Reibekuchen, Röstis			X	1
Pommes frites, Kartoffelchips	verboten!		X	3

		Portion	Kalium	Phosphat
Obst, Schalenfrüchte	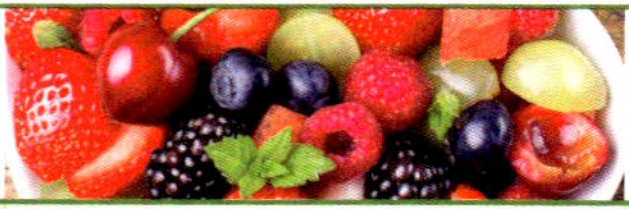			
Apfel, Birne, Erdbeere, Heidelbeere, Preiselbeere, Sanddorn, Sauerkirsche, Wassermelone, Limonen-, Zitronensaft	roh, tiefgefroren, Mus, gekocht (auch Konserven), mit Saft	100 g	1	0,2
Cranberry	getrocknet, gesüßt	20 g	1	0,2
Brombeere, Himbeere, Johannisbeere, Stachelbeere, Quitte	gekocht (auch Konserven), ohne Saft	100 g	1	0,2
Mirabelle, Pfirsich, Pflaume, Reineclaude, Süßkirsche, Weintraube rot und weiß Ananas, Feige, Granatapfel, Grapefruit, Kaktusfeige, Litschi, Mango, Mandarine, Orange	roh oder tiefgefroren, auch als Konserve im eigenen Saft	100 g	3	0,2

		Portion	Kalium	Phosphat
Aprikose, Banane, Honigmelone schwarze Johannisbeere, Kaki, Kiwi, Nektarine, Papaya	gekocht (auch Konserven), ohne Saft	100 g	3	0,2
	roh oder tiefgefroren	100 g	5	0,2
Kapstachelbeere (Physalis)		100 g	3	1
Avocado		100 g	X	1
Olive, mariniert (Salzgehalt beachten)		20 g	0,2	0,2

	Portion	Kalium	Phosphat
Holunderbeeren	100 g	5	1
Trockenobst I: Apfel, Birne, Dattel, Feige, Korinthe, Pflaume, Rosine, Sultanine	50 g	5	1
Trockenobst II: Aprikose, Banane, Pfirsich	50 g	X	1
Schalenfrüchte: Cashew-Nuss, Erdnuss, Haselnuss, Kastanie, Kokosflocken, Mandel, Paranuss, Walnuss Mohn, Sesamsamen, Sonnenblumenkerne	50 g	5	5
Pistazienkerne	50 g	X	5

		Portion	Kalium	Phosphat
Süße Brotaufstriche, Süßwaren	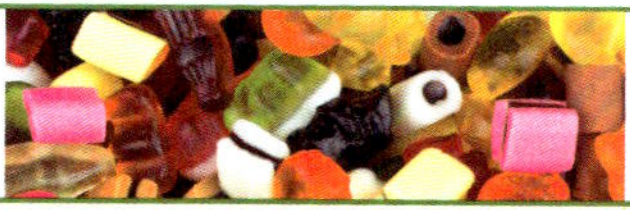			
weißer Zucker Bienenhonig Fruchtzucker Bonbons, Kaugummi, Baiser			0,2	0,2
Gelee, Konfitüre, Fruchtaufstriche, Marmelade Ahornsirup, Fruchtgummi einfach (Gummibärchen), Geleefrüchte, Karamellen Fruchteis brauner Zucker	alle Sorten	50 g	1	0,2
Fruchtgummi auf Fruchtsaftbasis, Lakritze		30 g	1	0,2

		Portion	Kalium	Phosphat
Milch- und Rahmeis	alle Sorten 1 Kugel	50 g	1	1
Popcorn, Puffreis, Pralinen, Schaumküsse mit Schokoladen-überzug, Schokolade, weiß		50 g	1	1
Nuss-Nougat-Brotaufstrich		50 g	3	1
Apfelkraut, Pflaumenmus		50 g	3	0,2
Apfeldicksaft, Birnendicksaft		30 g	3	0,2
Krokant, Marzipan Müsli-Riegel Vollmilchschokolade		50 g	3	3
Rübensirup		30 g	5	0,2

		Portion	Kalium	Phosphat
Milch, Milchprodukte, Milch-Ersatz	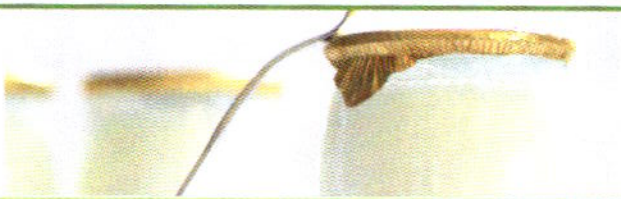			
Milch, Dickmilch, Joghurt, (Ayran), Kefir, Buttermilch Kakaogetränk	alles auch mit Früchten, Kakao, Müsli oder als Dessert	150 g	3	3
Sahne-Wasser-Gemisch mit einem Sahneanteil von 30 bis 50 g pro Portion Sojadrink (ohne Phosphatzusatz), Haferdrink (ohne Phosphatzusatz), Sojajoghurt-Alternative (ohne Phosphatzusatz)		150 g	1	0,2
Kaffeeweißer, pflanzlich (Phosphatzusatz beachten)		5 g	1	0,2
Reisdrink (ohne Phosphatzusatz)		150 g	0,2	0,2

	Portion	Kalium	Phosphat
Kaffeesahne Pflanzensahne (ohne Phosphatzusatz)	15 g	0,2	0,2
Kondensmilch (enthält zugesetztes Phosphat) Pannacotta	15 g 100 g	1	1

150 Milliliter (ml) entsprechen einer gefüllten Kaffeetasse.

	Portion	Kalium	Phosphat
Koch- und Streichfett, Sahne, Mayonnaise 			
Öl, alle Sorten	beliebig		
Butter, Butterschmalz, Margarine Mayonnaise, Rückenspeck (ungesalzen)	20 g	0,2	0,2
Crème fraîche (alle Fettgehaltstufen), Sahne (süß und sauer), Schmand pflanzliche Crème fraîche Remoulade	20 g	0,2	0,2
Erdnussbutter	20 g	1	1

	Portion	Kalium	Phosphat
Getränke, heiß und kalt			

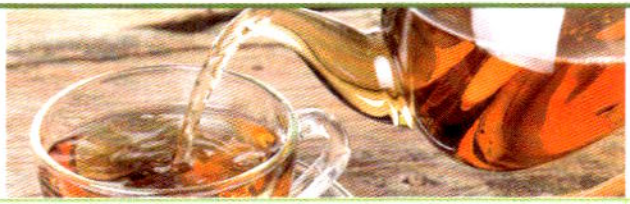

	Portion	Kalium	Phosphat
Wasser, Mineralwasser Tee (Früchte, Kräuter, schwarz) (bis 2 g) Bitter Lemon, Colagetränk (enthält zugesetztes Phosphat), Limonade, Zitronen-„Fruchtsaftgetränk"	150 ml	0,2	0,2
höherprozentige alkoholische Getränke (Eierlikör, Fruchtsaftlikör, Klarer, Obstler, Weinbrand, Whisky)	50 ml	0,2	0,2
Limonen-, Zitronensaft Himbeersirup	15 ml	0,2	0,2
Wasserkakao, zubereitet mit 3 g Backkakao (schwach entölt)	150 ml	1	0,2

	Portion	Kalium	Phosphat
Bohnenkaffee (6 g), koffeinfreier Kaffee (6 g), löslicher Schnellkaffee (2 g), Malzkaffee (Kaffee-Ersatz) (5 g) reiner Heidelbeersaft, Birnennektar, Sauerkirschnektar, „Fruchtsaftgetränke" (aus Beeren-, Stein- und Kernobst und aus Trauben) Apfelsaftschorle, Weinschorle	150 ml	1	0,2
Apfelwein, Fruchtwein Sekt, Wein	125 ml	1	0,2
Bier, Mineral-Drinks (siehe Etikett)	200 ml	1	1
reine Säfte aus Apfel, Birne, Sauerkirsche, Weintraube reine Säfte aus Brombeere, Erdbeere, Himbeere reine Säfte aus Ananas, Grapefruit, Orange	150 ml	3	0,2
reine Säfte aus Mirabelle, Pfirsich, Pflaume, Süßkirsche reine Säfte aus rote Johannisbeere, Sanddorn, Stachelbeere	150 ml	5	0,2

	Portion	Kalium	Phosphat
Gemüsesaft, Karottensaft, Rote-Bete-Saft, Sauerkrautsaft, Tomatensaft	150 ml	5	0,2
reine Säfte aus Aprikose, Banane, Holunder, Kiwi, Nektarine, schwarze Johannisbeere Dicksäfte, auch Spinatsaft	150 ml	X	0,2

	Portion	Kalium	Phosphat
Kräuter, Gewürze, Essig, Soßen, Pilze 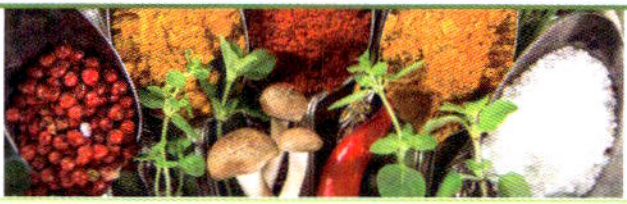			
Getrocknet: Anis, Ingwer, Koriander, Kurkuma, Kümmel, Lorbeerblätter, Paprika, Pfeffer, Zimt u. a.	beliebig		
Frisch: Basilikum, Bärlauch, Dill, Kerbel, Kresse, Oregano, Rosmarin, Salbei, Schnittlauch, Thymian, Zitronenmelisse. Ingwer	5 g	0,2	0,2
Essig, Balsamico-Essig	bis 30 g	0,2	0,2
Senf, auch süßer Senf	10 g	0,2	0,2
Petersilie	5 g	1	0,2

	Portion	Kalium	Phosphat
Meerrettich Tomatenketchup und ähnliche Soßen (Grillsoßen)	15 g	1	0,2
Tomatenmark	15 g	3	0,2
Salzersatz und Halbsalze sind verboten. Sie enthalten sehr viel Kalium.		X	
Essig-Öl-Soßen, französische Salatsoßen (klare Soßen)	40 g	0,2	0,2
Salatsoße mit Joghurt oder saurer Sahne	50 g	1	1

		Portion	Kalium	Phosphat
Warme Soßen, Sauce hollandaise, Sauce béarnaise		50 g	1	1
Pilze Austernpilze, Champignons, Pfifferlinge	gekocht oder Konserven ohne Flüssigkeit	100 g	3	1
Pilze	roh, tiefgefroren, gebraten, geschmort, getrocknet		X	1

	Portion	Kalium	Phosphat
Backtriebmittel, selbst gemachtes Backpulver 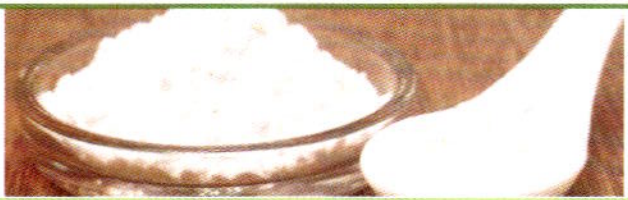			
Hefe (Bäckerhefe), frisch (alternativ 1 g Trocken-Backhefe)	2 g	0,2	0,2
Natron + Essig, Natron + Zitronensaft GDL-Backpulver mit Gluconodelta-lacton als Säureträger (Im Internet erhältlich.)	beliebig	0,2	
Hirschhornsalz, ABC-Trieb (frei von Kalium und Phosphat)			

	Portion	Kalium	Phosphat
Backpulver (phosphatreich)	1 g	0,2	1
Weinstein-Backpulver (kaliumreich)	1 g	1	0,2
Pottasche		X	0,2

Buchtipps für Nierenpatienten

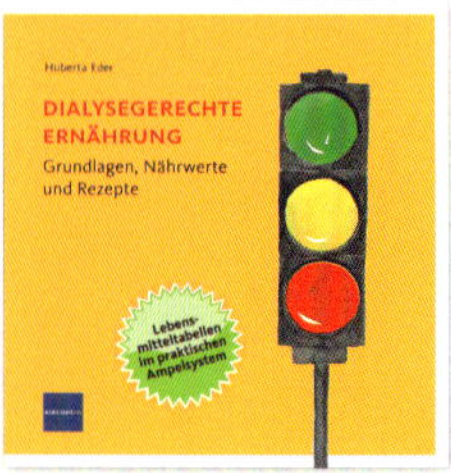

Dialysegerechte Ernährung

Grundlagen, Nährwerte und Rezepte

Auch als E-Book erhältlich!

ISBN 978-3-87409-745-1
19,90 €

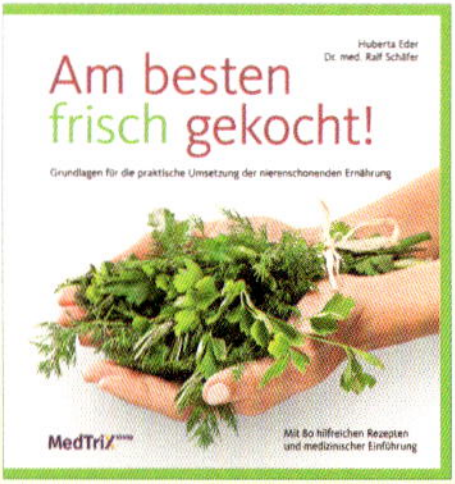

Am besten frisch gekocht!

Grundlagen für die praktische Umsetzung der nierenschonenden Ernährung

ISBN 978-3-87409-756-7
24,90 €

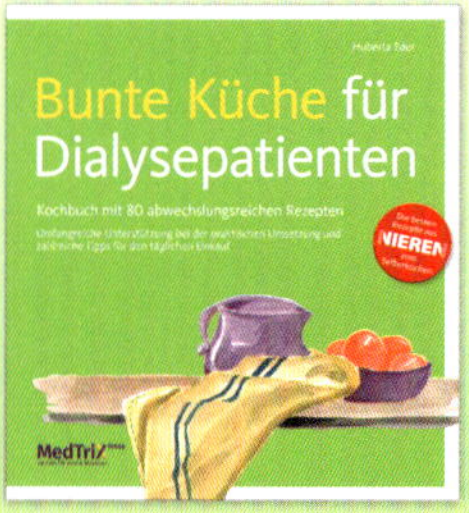

Bunte Küche für Dialysepatienten

Kochbuch mit über 80 abwechslungsreichen Rezepten

ISBN 978-3-87409-805-2
24,90 €